AF383750

CONTRIBUTION A L'ÉTUDE

DE

L'ACTION DE L'ARRHÉNAL

SUR LA NUTRITION DES TUBERCULEUX

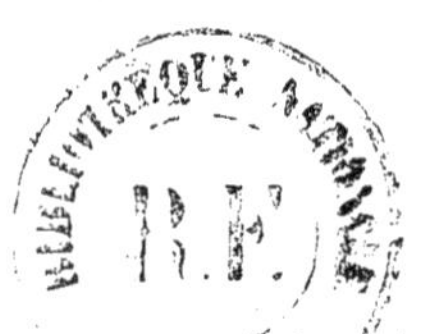

PAR

Le Dr Maurice DARTHENAY

LYON

A. REY & Cie, IMPRIMEURS-ÉDITEURS DE L'UNIVERSITÉ
4, RUE GENTIL, 4

—

1902

CONTRIBUTION A L'ÉTUDE

DE L'ACTION DE L'ARRHÉNAL

SUR LA NUTRITION DES TUBERCULEUX

CONTRIBUTION A L'ÉTUDE

DE

L'ACTION DE L'ARRHÉNAL

SUR LA NUTRITION DES TUBERCULEUX

PAR

Le Dr Maurice DARTHENAY

LYON

A. REY & Cie, IMPRIMEURS-ÉDITEURS DE L'UNIVERSITÉ
4, RUE GENTIL, 4

1902

A MON PÈRE ET A MA MÈRE

A TOUS MES PARENTS

A MES AMIS

A mon Président de Thèse

Monsieur le Professeur SOULIER

Professeur de Thérapeutique à la Faculté,
Médecin honoraire des Hôpitaux.
Membre correspondant de l'Académie de Médecine,

INTRODUCTION

L'idée première de ce travail nous a été fournie par
M. le professeur Soulier. Dans son rapport au Congrès
de Toulouse, 1902, sur les aliments d'épargne, M. Soulier classait l'arsenic parmi les médicaments antidéper-
diteurs, ou médicaments d'épargne des cliniciens, mais il
lui faisait cependant une place à part, parce que ce médicament était « pour les uns un modérateur de la nutrition, des échanges, des oxydations (Alb. Robin, Renaut)
donc un antidéperditeur, pour les autres (A. Gautier)
plutôt un oxydant ». « Pour moi, disait M. Soulier, l'arsenic est avant tout un modificateur élémentaire, capable
de modérer la nutrition, comme de la favoriser, pouvant
produire des actions contraires, suivant le sens dans lequel évolue le processus morbide. »

M. Soulier nous engagea à rechercher si, dans la tuberculose pulmonaire, les arsenicaux étaient des agents
d'épargne, comme l'affirmait M. Robin, et il nous con-
seilla de faire porter nos expériences sur l'excrétion
azotée urinaire, en administrant comme sel arsenical.
l'arrhénal de M. A. Gautier.

Après avoir admis avec M. Soulier que l'arrhénal,
malgré de nombreux avantages, n'agit pas autrement
que les autres arsenicaux sur la nutrition, nous montre-

ront combien diffèrent les opinions des auteurs à propos de l'action de l'arsenic. Notre premier chapitre sera l'exposé de ces divergences.

Nous essayerons dans un second chapitre d'établir la caractéristique nutritive du terrain sur lequel nous expérimentons : le sol tuberculeux.

Enfin, nous exposerons la méthode choisie, la technique suivie et, nous relaterons nos expériences en les discutant.

Mais avant d'aborder notre sujet, nous tenons à assurer de notre respectueuse reconnaissance M. le professeur Soulier qui a mis à notre disposition ses conseils éclairés et les ressources de son laboratoire, et qui nous fait aujourd'hui l'honneur de présider notre thèse.

Nous considérons aussi comme un devoir de remercier — à cette étape de nos études — tous ceux qui ont contribué à notre éducation médicale : que les maîtres éminents, qui, à Rennes ou à Lyon, se sont efforcés de faire passer en nous un peu de leur science, reçoivent ici l'expression de notre profonde gratitude.

CONTRIBUTION A L'ÉTUDE

DE L'ACTION DE L'ARRHÉNAL

SUR LA NUTRITION DES TUBERCULEUX

CHAPITRE PREMIER

DE L'INFLUENCE DE L'ARSENIC
SUR LA NUTRITION

Le 11 février 1902, dans une communication à l'Académie de médecine « sur un traitement spécifique très puissant des fièvres paludéennes », M. le professeur Armand Gautier appelait l'attention du monde médical sur le méthylarsinate disodique, As $CH^3O^3Na^2$, corps déjà connu, de composition et de constitution analogues au diméthylarsinate sodique ou cacodylate, et il proposait de faire adopter pour ce médicament encore appelé nouveau cacodylate, sel arsenical B, la dénomination d' « arrhénal ».

Le 25 février, dans une communication à la même Société sur le méthylarsinate de soude ou arrhénal, M. Armand Gautier précisait les indications thérapeutiques de ce médicament et, par de nombreuses observations, il montrait les heureux résultats que lui-même et de nombreux médecins avaient obtenus dans diverses maladies et particulièrement dans la tuberculose, le paludisme, la chorée et les maladies de la peau.

Depuis les intéressantes communications du professeur Gautier, l'arrhénal a été universellement essayé et, dans la tuberculose en particulier, il a été substitué souvent aux arsenicaux minéraux et aux cacodylates.

Quelle est l'action de la médication arrhénique sur la nutrition des tuberculeux ?

Tel est le sujet que nous nous sommes proposé d'étudier. Il faut nous demander si cette action est la même dans la médication arrhénique que dans tout traitement arsenical, que le sel employé soit organique ou minéral.

M. Gautier avait abordé cette question dès l'année 1899, après la communication du professeur Renaut, de Lyon, à l'Académie de médecine, le 30 mai 1899.

M. Gautier prétendait que le cacodylate ne saurait être rangé parmi les autres préparations habituelles arsenicales, que la médication cacodylique n'était pas un simple *incident* de la médication arsenicale ; il s'élevait avec énergie contre les assertions de M. Renaut, à qui « les effets thérapeutiques des cacodylates avaient paru se confondre sensiblement avec ceux fournis par les injections rectales de liqueur de Fowler diluée ».

L'arsenic existerait dans le cacodylate sous une forme essentiellement latente, organique, qui lui enlèverait si bien toutes les propriétés physiques, cliniques et biologiques des préparations arsenicales ordinaires, que les réactions caractéristiques de l'arsenic n'apparaissent que si l'on détruit complètement ce composé. Toutes les propriétés vénéneuses, caustiques et nécrosantes des préparations habituelles d'arsenic disparaîtraient d'autre part sous cette nouvelle forme organique.

Et, plus tard, à propos de l'arrhénal, M. Gautier insistait encore sur les propriétés spéciales des arsenicaux organiques qui multiplient les effets utiles de l'arsenic minéral, sans en avoir les propriétés nocives. Pour lui, en effet, l'arsenic minéral introduit dans l'économie devant passer tout entier dans les globules blancs mononucléaires et particulièrement dans les grands mononucléaires à noyaux irréguliers, est nécessairement transformé dans ces cellules spéciales et mis sous forme organique, probablement albuminoïde, avant d'être utilisé. Mais cette transformation ne peut se faire sans grand dommage pour les globules blancs qui absorbent le poison, obligés qu'ils sont à ce travail préalable qui change l'arsenic minéral et toxique en arsenic organique inoffensif.

Les composés où l'arsenic est latent, au contraire, apportent aux globules blancs de l'arsenic organique tout prêt à être assimilé et privé d'avance de propriétés offensives.

Telles étaient les raisons pour lesquelles M. Gautier voulait substituer aux préparations d'arsenic minéral solubles et insolubles les sels organiques.

Il préconise d'abord les cacodylates, mais il reconnaît les inconvénients de ces préparations administrées par voie buccale . En effet, les cacodylates sont transformés dans le tube digestif en produits de réduction à odeur alliacée, très toxiques, qui fatiguent les malades, provoquent de la dyspepsie et, passant dans le sang, conges-

tionnent le rein jusqu'à produire souvent de l'albuminurie.

Pour remédier à ces inconvénients, M. Renaut, de
Lyon, avait proposé les injections intra-rectales et
M. Gautier les piqûres hypodermiques.

Mais le traitement cacodylique s'adressant le plus généralement à des maladies chroniques, les patients se
fatiguaient vite du mode d'administration par piqûre ou
par injection rectale, et M. Gautier trouva la solution du
problème en substituant aux cacodylates l'arrhénal, sel
qui, produisant tous les effets utiles des cacodylates,
avait l'immense avantage, grâce à sa faible toxicité, d'être
absorbé par voie buccale, sans provoquer ni dyspepsie ni
albuminurie.

Telle est l'histoire rapidement résumée des arsenicaux
organiques.

Nous ne contesterons pas qu'il y ait là un immense
progrès réalisé dans la médication arsenicale. Il est
prouvé par des observations aussi nombreuses que précises que l'arrhénal, en particulier, tout en conservant
tous les effets utiles de l'arsenic minéral, a en moins sa
toxicité.

Mais de là à admettre que l'effet général sur la nutrition soit différent pour l'arsenic minéral et l'arsenic organique (arrhénal et cacodylate), il y a loin. Avec M. Renaut
et M. le professeur Soulier, nous estimons que ces composés organiques n'agissent pas autrement que l'arsenic
sur la nutrition, et, dans une maladie comme la tuberculose, leur action ne peut différer essentiellement de celle
de l'arsenic.

Nous pensons que les hypothèses émises et les expériences faites par les thérapeutes et les physiologistes à propos de l'action de l'arsenic sur la nùtrition pourront aussi s'appliquer à l'arrhénal.

L'usage thérapeutique de l'arsenic est bien ancien. Employé par Dioscoride, Celse, Galien, il le fut par les Arabistes et plus tard par Paracelse, Fallope, Van Helmont.

Au xviiie siècle, il eut des partisans et des adversaires. Dans les deux camps on rencontrait des noms également célèbres.

Mais, au point de vue de l'action que peut avoir l'arsenic sur la nutrition, rien de net et de précis n'avait été encore exposé.

Nous ferons seulement remarquer que l'arsenic était généralement employé dans les maladies caractérisées par le terme générique de consomptives, dans les maladies de l'appareil respiratoire et dans les cachexies diverses.

Au xviiie siècle, on en précisa l'emploi dans les maladies herpétiques et les fièvres intermittentes, mais, plus tard, Fodéré, Cazenave, et surtout Boudin donnaient à à la thérapeutique arsenicale une extension toute nouvelle.

Depuis lors, il n'est pas de médicament qui ait inspiré plus de travaux, provoqué plus d'expériences, et cependant son action physiologique et thérapeutique n'est pas encore précisée et, au milieu d uconflit d'opinions, de ce concours d'observations et d'expériences, il est difficile d'émettre un avis qui soit universellement accepté sur le mode d'action de cet agent thérapeutique.

Rappelons brièvement les opinions émises par les physiologistes et les thérapeutes sur l'action de l'arsenic, employé à dose thérapeutique, sur la nutrition.

Considéré par les uns comme hyposthénisant, il a été employé par d'autres comme médicament sthénique. Pourvu un jour de propriétés pyrétogènes, on lui a, peu après, reconnu une action antifébrile. Enfin, classé par certains parmi les altérants, il a été dénommé, par d'autres, reconstituant.

En somme, les observateurs ne sont guère d'accord que sur un point: c'est que l'arsenic, pris à dose non toxique, « procure un sentiment de bien-être, une augmentation des forces musculaires, de la facilité de la respiration, un embonpoint notable et enfin une amélioration marquée dans le facies, caractérisée par le coloris des joues et le brillant des yeux » .

De ces phénomènes généraux et extérieurs, plusieurs ont conclu, sans plus ample discussion, que l'arsenic était un médicament favorable à la nutrition, excitant les fonctions d'assimilation.

Mais, en Allemagne surtout, les physiologistes, essayant de justifier, par des expériences de laboratoire, l'utilité thérapeutique de l'arsenic, aboutirent parfois à des résultats qui durent paraître à quelques-uns en contradiction avec les faits observés cliniquement.

Schmitt et Brettschneider purent en effet conclure de leurs expériences que, chez les animaux empoisonnés par l'arsenic, l'acide carbonique exhalé diminuait, malgré la rapidité de la respiration.

Le même professeur Schmitt et son élève Stürzwage expirimentant sur des poules et des chats, trouvèrent que l'acide arsénieux, même à petites doses, diminuait l'exha-

lation de l'acide carbonique par les poumons et la sécré-
tion de l'urée par les reins. Ils pensèrent pouvoir conclure que l'acide arsénieux à petites doses provoquait
une diminution de la décomposition organique qu'ils esti-
maient de 20 à 40 pour 100.

Moleschott est arrivé aux mêmes résultats.

Weiske, en donnant de l'arsenic à petites doses à des
herbivores, trouva qu'en même temps que le poids des
animaux augmentait, la décomposition des matières albuminoïdes était réduite de 4 pour 100, que l'élimination de
l'azote par les matières fécales était réduite à 0,3 pour
100.

En France, Lolliot, élève de G. Sée, montra que l'arsenic n'avait pas seulement une action directe sur l'esto-
mac, mais que, par ce médicament, la nutrition tout en-
tière était modifiée, comme le prouvaient les variations
de la température et de l'urée.

En effet, les expériences de Lolliot sur les animaux lui
permirent de conclure que l'arsenic diminuait la température et l'urée, résultats concordant avec ceux obtenus
par Flandin, Schmitt et Niederkann. Pour Lolliot, l'action thérapeutique de l'arsenic était due à ce que ce médicament, reconstituant d'une part, puisqu'il excitait les
fonctions stomacales, enrayait, d'autre part, le mouve-
ment de dénutrition et abaissait la température.

L'arsenic méritait donc à tous égards d'être regardé
comme un médicament d'épargne, suivant la classifica-
tion physiologique de Sée.

Mais il y a des résultats contradictoires. Von Boeck
(1871), Focker (1872) et enfin Nencki et Lieber (1888)
n'ont reconnu à l'arsenic aucune influence sur la des-

truction des matières albuminoïdes, lorsqu'ils l'adminis-
traient à des chiens à doses médicinales.

Si Ritter et Vaudey (th. de Strasbourg, 1870) ont
constaté chez l'homme une diminution de l'urée, ils
ont remarqué, par contre, une augmentation de l'acide
urique.

Sallet trouva une augmentation journalière de 2 grammes d'urée pour des doses thérapeutiques d'arsenic.

Pour Binz et Schulz, l'action physiologique de l'arsenic
était due à ce que, dans l'organisme, l'acide arsénieux
s'oxyde pour passer à l'état d'acide arsénique qui est
réduit à son degré d'oxydation moindre. La molécule
d'arsenic favorisant cette oxydation et cette réduction
joue un rôle passif, sert de support à l'oxygène que, tour
à tour, elle soustrait et cède à l'albumine organique. Elle
accélère donc les combustions.

Viratel (th. de Bordeaux, 1895) expérimentant sur des
animaux, crut pouvoir conclure que si, à petites doses,
c'est-à-dire jusqu'à 12 et 14 milligrammes chez l'adulte,
l'arsenic augmente l'élimination de l'urée et du chlorure
de sodium, à fortes doses, au contraire, il diminue l'élimination de l'urée et du chlorure de sodium.

La confusion était telle, d'ailleurs, que des auteurs se
sont contredits eux-mêmes à plusieurs reprises en traitant
cette question .G. Sée n'a-t-il pas écrit, à propos du traitement de l'asthme, que l'arsenic favorise manifestement
les oxydations. Après son absorption, en effet, l'urée,
qui représente les produits de combustion organique,
augmente de 12 à 28; les chlorures et les phosphates ter-
reux de l'urine s'élèvent presque au double de la proportion normale; l'acide urique, produit incomplet d'oxyda-

tion, diminue en raison inverse de l'urée; la température
s'élève, le pouls s'accélère.

Devant ces témoignages de l'activité des décomposi-
tions, G. Sée *(Dictionnaire de Jaccoud*, art. ASTHME) con-
clut: « L'arsenic à faibles doses accélère d'abord la nutrition; à doses élevées, il l'arrête. » Et ce même auteur
devait classer plus tard l'arsenic, pris à petites doses,
parmi les médicaments d'épargne, « car il entrave la dénutrition et amoindrit les combustions dans les tissus »,
et soutenir énergiquement les conclusions de son élève
Lolliot.

Güber, dans son article du *Dictionnaire de Dechambre*
sur les altérants, classe l'arsenic parmi les médicaments
qui favorisent l'hématose, et il dit ailleurs que l'arsenic
se comporte, à dose thérapeutique, comme s'il diminuait
la combustion respiratoire, l'hématose, et partant la dénutrition.

M. Gautier, en 1899, prétend que, sous l'influence du
cacodylate, l'azote excrété augmente, tout spécialement
l'azote excrété sous la forme urée, et que le rapport de
l'azote total et de l'azote de l'urée s'élève en proportion
considérable. Il en est de même pour le chiffre de l'acide
phosphorique et du chlore urinaire.

A l'Académie de médecine, le 6 juin 1899, à une question de M. Hayem, à une objection de M. Robin, le professeur Gautier répond, en formulant ainsi son opinion:
« L'arsenic, à dose thérapeutique, excite les fonctions cellulaires et la nutrition; à dose toxique, il détruit les cellules et diminue la nutrition. »

Contrairement à M. Renaut, qui considère l'acide cacodylique comme un médicament d'épargne, Dalché se

range à l'opinion de Gautier et, d'après ses expériences,
de 1900, le cacodylate doublerait l'excrétion quotidienne
de l'urée. Mais nous arrivons aux intéressantes observations du professeur Robin. MM. Albert Robin et M. Binet
ont choisi pour l'étude des combustions organiques l'analyse des fonctions respiratoires.Puisque, en effet, il existe
par la voie pulmonaire un échange continuel de gaz, les
uns servant à alimenter les combustions internes, les
autres en provenant, l'étude de ces échanges vient com-
pléter les résultats acquis par l'analyse des urines.

Et depuis huit années, MM. Robin et Binet se livrent
à des recherches ininterrompues sur les échanges respiratoires modifiés soit par des états pathologiques, soit
par divers traitements. Ils ont trouvé que l'arséniate de
soude et l'arsenite de potasse, à doses inférieures à
5 milligrammes, diminuait l'acide carbonique produit et
l'oxygène consommé par kilogramme de poids et par
minute; qu'ils causaient, par conséquent, une action mo-
dératrice sur les échanges respiratoïres, et ils en ont conclu que l'arsenic était essentiellement un modérateur de
la nutrition.

Le cacodylate de soude agit dans le même sens avec
beaucoup d'activité. Il modère les échanges respiratoires
à dose de 5 centigrammes en injection hypodermique,
dans la majeure partie des cas.

A dose trop élevée, les résultats sont inverses.

M. A. Gautier s'incline devant ces résultats; il les
relate lui-même et les commente ainsi: « Les cacodylates
sont des stimulants de la nutrition et de l'assimilation,
comme l'indiquent l'excitation de l'appétit, l'augmentation rapide du poids du corps qu'ils provoquent, l'excès

d'urée qu'ils font excréter, la multiplication rapide du nombre des hématies, la rapidité de la cicatrisation des plaies et de la formation du cal chez les blessés, l'élévation de la tension sanguine. »

Mais, ajoute-t-il en même temps, « ces sels régularisent le fonctionnement vital, diminuent, lorsqu'elle existe, la fréquence des battements du cœur, abaissent la température s'il y a de la fièvre, atténuent les échanges respiratoires s'ils sont exagérés, ainsi qu'il arrive chez les tuberculeux ».

En février 1902, à propos de l'arrhénal, après avoir encore présenté l'arrhénal comme un excitant de la nutrition, il rappelle qu'en somme, « sous son influence, les oxydations se rapprochent du type normal, l'assimilation et la désassimilation, tant des matières ternaires que des matières azotées, sont régularisées ».

Mais si l'arrhénal rapproche les oxydations du type normal et si, d'un autre côté, comme le prétendent MM. Robin et Binet, les tuberculeux ont des oxydations exagérées, M. Gautier lui-même est bien près, croyons-nous, de ne voir dans l'arrhénal autre chose qu'un modérateur de la dénutrition.

Il est d'autres expériences qu'il est intéressant de comparer à celles de MM. Robin et Binet, bien que la méthode soit très différente.

Voulant connaître l'action de l'arsenic sur la nutrition, M. René Sand a expérimenté, en 1901, au laboratoire du professeur Destrée, à Bruxelles, non plus sur l'homme sain ou malade, non pas même sur des lapins ou des chiens, mais sur des êtres unicellulaires dépourvus de tube digestif et de système nerveux.

Des infusoires étaient plongés dans un liquide additionné d'arsenic, comme la cellule est plongée dans la lymphe chargée de la substance médicamenteuse.

Se basant sur ce fait que, plus le milieu est nutritif, plus la reproduction est rapide, on dénombrait tous les jours les infusoires placés dans de l'eau additionnée d'arsenic et, par comparaison, ceux placés dans de l'eau pure.

Nous citerons une de ses expériences :

« Le 23 avril, à 14 heures, un stylonychia est placé dans une goutte d'eau amidonnée.

Le 24 avril, à 12 heures, il est divisé en deux.

L'un des infusoires, placé dans une goutte d'eau amidonnée, constitue la préparation a.

L'autre, placé dans une goutte d'eau amidonnée contenant 1/10.000.000 d'anhydride arsénieux, constitue la préparation b.

	Numération des infusoires.	Température.
Le 25 avril à 14 heures	$a = 2$	14°
	$b = 2$	
Le 26 avril à 12 heures	$a = 8$	15°
	$b = 8$	
Le 27 avril à 12 heures	$a = 16$	14°
	$b = 18$	
Le 28 avril à 11 heures	$a = 16$	15°
	$b = 24$	
Le 29 avril à 12 heures	$a = 16$	15°
	$b = 32$	
Le 30 avril à 14 heures	$a = 24$	15°
	$b = 50$	

« On remarquera que, pendant trois jours, la multiplication des infusoires s'est arrêtée dans la proportion a, le nombre des infusoires restant constant (16). C'est que, sans doute, toute la nourriture contenue dans le liquide était épuisée.

« Une partie du liquide étant alors évaporée, nous avons ajouté un peu d'eau amidonnée fraîche.

« Le même phénomène aurait dû se produire dans la préparation *b*, puisque celle-ci contenait une quantité identique de la même eau amidonnée. Cependant, les infusoires s'y sont multipliés.

« Cela tient, pour l'expérimentateur, à ce que l'arsenic agit en modérant la désassimilation, puisque la quantité de substance nutritive nécessaire est moindre dans le milieu arsénié que dans le milieu normal. »

« Donner de l'arsenic à une cellule, conclut-il, c'est la suralimenter d'une façon déterminée. » Et cette suralimentation est due, non pas à une exagération de l'assimilation ,mais à une diminution de la désassimilation.

Au cours de ses expériences, M. R. Sand, qui avait commencé à opérer avec des solutions d'anhydride arsénieux au 1/1000, est arrivé à se servir de dilutions au 1/10.000.000. A cet état de dilution considérable, une substance n'est plus décelable par les procédés chimiques les plus sensibles, et cependant, c'était bien la dilution optima, celle où les infusoires se multipliaient le plus rapidement. Il rechercha quelle quantité d'arsenic il faudrait administrer à l'homme pour que ses cellules soient placées dans un milieu contenant 1/10.000.000 d'arsenic; *c'était précisément la dose usuelle:* XV gouttes ou 65 centigrammes de liqueur de Fowler (le poids moyen de l'homme étant de 65 kilogrammes).

« La méthode expérimentale confirme donc avec une

exactitude surprenante la méthode clinique. » Aussi, nous n'avons pas hésité à exposer ce résumé des expériences de laboratoire, à les mettre à côté de celles de MM. A. Robin et Binet, puisque, avec une méthode essentiellement différente, expérimentant, l'un sur des infusoires, l'autre sur des êtres éminemment plus complexes, des hommes tuberculeux, ils sont arrivés à un résultat semblable: l'arsenic, à la dose thérapeutique, a une influence réelle sur l'assimilation et la désassimilation des produits cellulaires, influence qui se manifeste par la diminution de la désassimilation.

Et cependant, le dernier mot ne doit pas être dit, car aux observations précises de MM. Robin et Binet, on peut encore opposer les expériences de Collet (th. de Paris, 1900), de Dalché et tant d'autres, qui ont trouvé l'urée augmentée par le traitement arsenical.

Une question qui a suscité tant de polémiques ne saurait être résolue d'un coup; les expériences de ceux qui nous ont devancé, nous ont instruit dus les défauts de certaines méthodes. Les divergences dans les résultats sont dues, les unes à une question de posologie, d'autres au terrain même sur lequel on expérimentait, d'autres enfin à des différences de méthodes.

Il nous a semblé nécessaire de limiter le sujet. Il n'est pas prouvé, en effet, que l'arsenic agisse de la même façon sur un sujet sain, sur un tuberculeux ou sur un choréique, et il n'est pas admis non plus par tous que l'arsenic organique ait sur la nutrition une action identique à celle de l'arsenic minéral. Nous avons résolu de rechercher quelle influence peut avoir l'arrhénal, à dose déterminée, sur la nutrition des tuberculeux.

CHAPITRE II

LA NUTRITION DANS LA TUBERCULOSE

Avant d'étudier les transformations que peut causer la médication arrhénique chez les tuberculeux, il faut nécessairement connaître ce terrain tuberculeux et se demander si la nutrition est la même chez les phtisiques et chez les sujets normaux.

Il est évident que la phtisie pulmonaire, maladie à évolution lente, aboutissant à une cachexie progressive, doit produire des modifications importantes dans la nutrition. Mais ces variations nutritives ne sont-elles que l'effet de l'état infectieux prononcé ou de la cachexie avancée ? Ne sont-elles que l'expression banale de l'infection et de la déchéance qu'elle imprime à l'organisme, ou, au contraire, le tuberculeux, même au début, alors que la maladie ne semble pas avoir retenti sur l'état général, a-t-il une nutrition spéciale et caractéristique ? Plus encore, le bacille spécifique de la tuberculose n'évolue-t-il pas de préférence chez des individus dont les échanges cellulaires sont anormaux; ne trouve-t-il pas, dans les réactions propres à certains milieux organiques des conditions favorables de développement ?

L'urine, « cette lessive du corps », comme l'a dit Fourcroy, se présentait comme un excellent sujet d'étude des échanges organiques et, tout d'abord, on s'est uniquement préoccupé du dosage de l'urée.

Munot (th. de Paris, 1881) prétend que le tube d'Esbach lui a toujours indiqué, dans la tuberculose à chacune de ses périodes, une diminution notable de l'urée.

Ronsin (th. de Paris, 1883) prétend que l'élévation du taux de l'urée dans la tuberculose est un signe d'amélioration de la maladie: l'abaissement, au contraire, indiquerait une aggravation.

Pour Andiganne (th. de Paris, 1899-1900), l'urée dans la tuberculose, n'atteint généralement que 72 pour 100 du chiffre normalement observé.

Pour Collet, enfin (th. de Paris, 1899-1900), l'urée, inférieure à la normale dès le début de la tuberculose, diminue de plus en plus.

En même temps que l'excrétion azotée, celle des minéraux fut aussi étudiée.

Gaube (du Gers) surtout, attira l'attention sur la déminéralisation du sol tuberculeux. Pour lui, tous les malades sont des déminéralisés, seulement chaque état pathologique est caractérisé par une déminéralisation particulière, et quant aux éléments et quant au poids.

En outre de la déminéralisation, le sol tuberculeux est déchloré. Chez les phtisiques, le chlore tombe de 6,65, chiffre normal, à 2,50.

M. le professeur Teissier, de Lyon, a mis en évidence la phosphaturie du bacillaire, qui perd au début 3 à 4 grammes de phosphates par litre d'urine, et c'est à cette phosphaturie qu'il attribue la polyurie tuberculeuse.

M. A. Robin ayant constaté que, dans des urines normales, la somme de l'azote total reste toujours au-dessous

de la somme des matières minérales, étudie les variations
du rapport qui existe entre les matières azotées et les matières minérales, l'azote étant pris comme numérateur de
la fraction.

Ce rapport, physiologiquement plus petit que l'unité,
peut devenir égal à l'unité, et même supérieur.

A l'état normal (Gaube):

> Azote 15,24
> Matières minérales 18,30

Chez le tuberculeux, le Dr Boureau a trouvé:

> Azote 10,11
> Matières minérales 9

MM. A. Robin et M. Binet complètent cette étude des
combustions organiques des tuberculeux par l'analyse
de la fonction respiratoire.

Ils ont montré que « dans 92 cas sur 100, la capacité
respiratoire des phtisiques était diminuée, c'est-à-dire
que l'expiration maxima était diminuée; que la ventila-
tion pulmonaire, c'est-à-dire la quantité d'air expiré,
croît de plus de 80 %; l'acide carbonique expiré de 64 %;
l'oxygène consommé, de 70 %; l'oxygène absorbé par les
tissus, de 24 %.

« Qu'il s'agisse de phtisie aiguë ou chronique, que le
malade soit examiné au début ou à la fin de sa maladie, les
échanges respiratoires sont toujours augmentés dans
de variables proportions. »

Et, poussant plus loin leurs recherches, MM. Robin et
Binet ont pu prouver que, dans l'arthritisme (état antago-
niste de la phtisie), dans la scrofule, où le bacille se dé-

veloppe mal et semble s'atténuer, les échanges respiratoires étaient diminués.

Chez les prédisposés, au contraire, que la prédisposition soit héréditaire ou acquise, on retrouve toujours l'aptitude de l'organisme à consommer trop d'oxygène, à produire trop d'acide carbonique.

En effet, cette consomption exagérée des phtisiques, « correspondant à l'idée hippocratique persistant encore dans la tradition populaire », existe chez les descendants de tuberculeux, chez ceux qui, sans hérédité pathologique, font des excès génitaux, chez les surmenés physiquement ou intellectuellement, enfin et surtout peut-être chez les alcooliques.

Multipliez les causes, ajoutez, par exemple, l'alcoolisme à divers modes de surmenage, et vous aurez alors des échanges tout à fait exagérés.

Par une méthode rigoureuse et précise, par des observations nombreuses et répétées, MM. Robin et Binet ont donc montré, non seulement la nutrition caractéristique des phtisiques, mais même la nature spéciale des phénomènes nutritifs chez les candidats à la tuberculose; ils ont caractérisé le *terrain prétuberculeux*.

C'est bien une question de terrain, en effet, que cette modification des échanges; et les variations nutritives des phtisiques ne sauraient plus être considérées comme une réaction de l'organisme vis-à-vis du bacille, puisqu'on retrouve les mêmes variations chez ceux qui ne sont pas encore atteints par le microbe, qui sont seulement aptes à le recevoir, et puisque des phénomènes inverses s'observent dans les états antagonistes de la phtisie.

Nous ne saurions trop nous étendre à propos de ces

intéressantes recherches, non seulement parce qu'elles doivent être le point de départ d'une thérapeutique rationnelle, parce qu'elles peuvent servir au diagnostic de la tuberculisation probable du sujet encore sain, au pronostic de l'évolution de la maladie, mais aussi parce qu'elles vont à l'encontre de la plupart des théories actuelles. On regarde, en effet, les phtisiques et les candidats à la tuberculose comme des individus d'une vitalité amoin-la tuberculose comme des individus d'une vitalité amoindrie. On a une tendance à les traiter par des médicaments considérés comme toniques, alors que, pour MM. Robin et Binet, la tuberculose et « les états de déchéance prétuberculeuse relèvent d'une vitalité exaspérée jusqu'à l'autoconsomption ».

Nous avons vu que les analyses d'urine, les dosages d'urée en particulier, ne semblent pas concorder avec les recherches du laboratoire de M. Robin. La plupart des observateurs ont trouvé une diminution de l'urée dans la tuberculose, même au début. D'autres ont prétendu, comme l'a fait Becquerel, que dans la tuberculose, où l'état pathologique peut varier indéfiniment, la nutrition doit être très différente suivant les individus, la forme évolutive et la période de la maladie.

L'on pourrait citer parmi eux M. Berlioz, de Grenoble. Ce professeur a fait remarquer, au Congrès de médecine interne, tenu à Lille en 1899, que, si la nutrition est généralement ralentie dans la tuberculose, ce fait n'est pas constant; et le traitement par les sérums médicamenteux aurait, d'après lui, l'avantage d'abaisser le taux des matériaux solides et de l'urée chez les sujets où il est supérieur, à la normale, — de la relever, au contraire, chez les autres.

MM. Robin et Binet, au contraire, ayant établi la caractéristique des échanges respiratoires du phtisique, ont cru pouvoir conclure à l'exagération des oxydations dans tous les tissus du tuberculeux.

Malgré la précision de leurs expériences, la nutrition des phtisiques n'est peut-être pas suffisamment établie pour que l'on puisse scientifiquement poser des conclusions universellement acceptées.

CHAPITRE III

MÉTHODE — TECHNIQUE

Voulant observer les effets de l'arrhénal sur la nutrition des tuberculeux, nous avions plusieurs méthodes pour apprécier les variations nutritives des sujets soumis à la médication arrhénique.

L'analyse de l'urine, par où s'éliminent les produits de la désassimilation azotée et les sels minéraux, l'observation des échanges pulmonaires, telles étaient les deux voies principales par lesquelles il nous était permis d'étudier les échanges nutritifs intracellulaires.

La précision des recherches de M. Robin, d'une part, de l'autre les contradictions des résultats sur l'excrétion azotée urinaire, nous ont poussé à faire des recherches uniquement sur les variations de l'azote urinaire.

Les erreurs de ceux qui nous ont précédé nous ont mis en garde contre de nombreux défauts de méthode et de technique.

Nous ne nous sommes pas borné au seul dosage de l'urée, car il y a dans l'urine d'autres corps azotés, moins oxydés, dont il faut nécessairement tenir compte.

Ceux qui ont voulu juger les effets de la médication arsenicale sur la nutrition par les seules variations de

l'urée, ont usé d'une méthode rapide et facile, mais insuf-
fisante.

Nous avons déterminé aussi le rapport entre l'azote
de l'urée et l'azote total. M. Robin, en effet, a insisté sur
l'importance de ce rapport.

Considérant l'urée comme le produit le plus parfait
de l'oxydation des albuminoïdes, les autres produits
quaternaires de l'urine comme des produits de combustion incomplète, il crut que dans une nutrition parfaite,
idéale, tout l'azote excrété devait être à l'état d'urée.
Pour lui, le rapport de l'azote de l'urée à l'azote total
$\dfrac{Az^u}{Az^t}$ auquel il donna le nom de coefficient d'oxydation,
mesurait le degré d'évolution atteint par les albuminoïdes
assimilés et renseignait fidèlement sur la qualité de la
nutrition..

L'abaissement du « coefficient d'oxydation » indiquait
des oxydations cellulaires diminées, une vitalité amoindrie.

Cette proposition était évidemment exagérée et l'on
avait tort de considérer toutes les réactions comme des
oxydations.

La doctrine de Lavoisier sur la combustion respiratoire, fait remarquer M. Bouchard, « a si fortement péné-
tré la biologie pendant toute la première moitié de ce
siècle qu'on en saisit à chaque pas l'action encore pré-
pondérante aujourd'hui sur la pensée et le langage de
la médecine contemporaine ».

Dès 1867, M. Berthelot a montré que, dans l'intimité
des tissus, des réactions d'hydratation et de dédouble-
ment, de réduction, de déshydratation et de synthèse

peuvent concourir, à côté des phénomènes d'oxydation, à la production de la chaleur animale.

Il n'est pas certain que l'urée soit toujours un produit d'oxydation. Si, pour Hofmeister, il est dû à des oxydations, pour Drechsel et Schmiedeberg, il est au contraire le résultat de déshydratations successives. Il est probable, fait remarquer M. Bouchard, que plus d'un chemin conduit de l'albumine à l'urée.

Il fallait donc cesser de dénommer le rapport $\dfrac{Az^u}{Az^t}$ coefficient d'oxydation. M. Robin lui-même changea récemment ce nom en celui de coefficient d'utilisation azotée.

D'autres auteurs, Huguet, Lépine, Poehl, Richet et Gley s'occupèrent de ce rapport auquel Bayrac donna le nom de rapport azoturique.

On essaya d'établir ce rapport à l'état physiologique, mais on ne put obtenir de chiffres concordants.

Le rapport normal admis par Robin est de 80 à 85, par Bayrac de 80 à 99. Bouchard, Richet et Gley adoptent comme chiffre moyen 85.

M. Lépine a fait remarquer que l'homme vivait sur un type tierce. De ses expériences sur l'homme et l'animal, il put conclure *(Soc. de biol.*, 1882) que l'excrétion maxima de l'urée était soumise à un type tierce régulier, puis une irrégularité, puis un type tierce régulier ; le type quarte n'était observé que beaucoup plus rarement.

D'autres variations proviennent du régime, de l'alimentation, du mode de vie du sujet. Bayrac étudia ces influences et, pour lui, la quantité d'aliments influe sur le rapport azoturique qui s'abaisse d'autant plus que l'individu se nourrit davantage. L'ingestion d'une forte quantité d'eau augmente le rapport, probablement en favorisant le passage de l'urée dans l'urine. Enfin, si la fatigue fait baisser le rapport, un travail musculaire modéré l'augmente généralement.

Si ce rapport permettait de juger de l'intensité de la nutrition, il aurait l'avantage, sur le dosage de l'urée, d'être soumis à moins de causes de variations.

Malheureusement, M. Bouchard a montré que « le coefficient $\dfrac{Az^u}{Az^t}$ ne dépendait que d'une façon minime et exceptionnelle de l'intensité des combustions ».

De plus, rationnellement, on se rend compte que ce coefficient ne peut suffire à nous renseigner sur la nutrition.

Prenons par exemple deux sujets à coefficient azoturique également au-dessous de la moyenne, mais qui diffèrent essentiellement par les quantités d'azote excrété, il est certain que la nutrition, pour être pathologique dans les deux cas, n'est pas semblable. Chez l'un, elle peut être accrue; chez l'autre, au contraire, amoindrie.

On peut, en effet, trouver des malades ayant un rapport azoturique très faible, qui ont, malgré tout, des échanges cellulaires exagérés et qui se consument du fait d'une dénutrition excessive ; ils excrètent une quantité exagérée d'azote, non plus sous la forme d'urée, mais sous la forme d'acide urique et d'autres produits moins oxydés.

Il nous semble même que les divergences des divers auteurs sur les variations de la nutrition dans la tuberculose ou sous l'influence de l'arsenic viennent en partie de ce qu'ils n'ont considéré que le rapport azoturique ou seulement l'un de ses termes.

Autrefois, l'excrétion uréique était considérée comme l'expression des échanges intracellulaires. Puis d'autres auteurs se préoccupèrent du rapport azoturique. Nous venons de montrer l'insuffisance de ces observations et, pour nous, nous noterons à côté du rapport azoturique les quantités d'azote uréique, puis d'azote total excrétées.

Nous avons recherché la quantité d'urée excrétée pendant les vingt-quatre heures, car les dosages rapportés au litre d'urine « ne signifient rien si l'on ne connaît pas la quantité de l'urine rendue dans les conditions où l'on veut estimer l'activité de la nutrition ».

A propos du dosage de l'azote total, nous avons noté aussi l'excrétion des vingt-quatre heures.

La quantité d'urine émise dans les vingt-quatre heures étant soigneusement prise, il fallait essayer d'empêcher les causes de variation de l'excrétion azotée.

Voit a contesté les résultats de Schmitt et de Sturzwage prétendant que la diminution d'urée constatée par ces auteurs chez des chiens traités par l'arsenic, était la conséquence du rejet par les vomissements d'une grande partie des matières alimentaires.

Nous avons donc surveillé attentivement les sujets soumis à nos expériences au point de vue des vomissements et aussi de la diarrhée et des sueurs profuses.

Nous avons montré que, chez les tuberculeux, il n'a pu être établi de moyenne pour la quantité d'urée quotidiennement excrétée. Aussi, il était nécessaire de faire les dosages d'azote uréiques et d'azote total chez nos malades longtemps avant de les soumettre à la médication arrhénique. Des observations prises pendant plusieurs jours, il nous était permis d'établir une moyenne, de connaître le type urinaire du sujet en expérience.

Quant à l'importante question de l'alimentation, le malade était, pendant toute la durée des expériences, soumis au même régime.

Nous nous sommes involontairement écarté de cette règle dans l'observation I ; aussi, en discuterons-nous soigneusement les résultats.

Il fallait préciser les doses médicamenteuses employées. Les travaux de M. Gautier ont nettement démontré que la dose thérapeutique de l'arrhénal dans la tuberculose devait être d'environ 5 centigrammes. Or, dans nos quatre observations, deux malades ont pris quotidiennement 5 centigrammes d'arrhénal, les deux autres 6 centigrammes.

Technique.

Pour le dosage de l'azote, nous avons employé le procédé à l'hypobromite de soude. Il repose sur l'oxydation de l'urée par l'hypobromite de soude. La liqueur étant alcaline, l'azote se dégage et l'acide carbonique est absorbé.

De tous les appareils pouvant servir à ce dosage, le plus commode et le plus précis à la fois nous a paru être l'azotomètre, dont nous donnons le schéma ci-contre. Il se compose d'un vase à réaction, le poudrier A, à l'intérieur duquel est un petit tube de verre B, assez long pour qu'il se maintienne dans la position indiquée par la figure.

Du poudrier part un tube de dégagement en caoutchouc
relié à un tube en verre, gradué en centimètres cubes et
fixé sur une planchette. Au niveau de la jonction des deux
tubes se trouve un robinet R'. Ce tube est relié à un second
tube qui lui est parallèle et ouvert à sa partie supérieure.

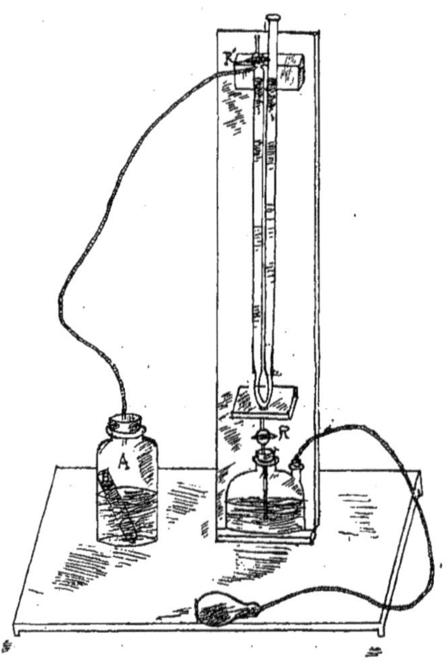

Un robinet R situé au niveau de la jonction inférieure
des deux tubes les met en communication avec un second
poudrier contenant de l'eau colorée à l'aide d'une petite
quantité de fuchsine ; ce second poudrier est relié lui-
même à une poire en caoutchouc. Afin d'éviter toute fuite,
on a soin de mettre des ligatures solides à l'union des
tubes de verre et de caoutchouc.

Pour se servir de l'appareil, on ouvre tout d'abord le robinet R ; puis, à l'aide de la poire, on fait monter le liquide coloré dans les deux tubes verticaux jusqu'au niveau du O. On ferme le robinet R; le robinet R' est en ce moment ouvert. Le poudrier A et les tubes gradués sont donc en communication avec l'atmosphère.

On introduit dans le poudrier A 50 centimètres cubes d'hypobromite de soude ; puis, dans le tube B, 2 centimètres cubes d'urine et 1 centimètre cube d'une solution de glucose à 20 pour 100, Méhu ayant montré que l'hypobromite de soude dégageait à peu près tout l'azote de l'urée en présence de sucre. On dépose délicatement le tube B dans le poudrier A, de façon que le tube occupe la position indiquée dans la figure. On bouche alors solidement le poudrier A et on ferme le robinet R'. Le poudrier A et le tube gradué communiquent entre eux, mais non plus avec l'extérieur ; le liquide est dans les tubes dans un même plan horizontal, au 0.

Maintenant, il ne reste plus qu'à faire agir l'hypobromite de soude sur l'urine. Cette réaction doit se faire lentement. Pour cela, on renverse doucement le poudrier A, de façon que quelques gouttes d'urine du tube B tombent dans l'hypobromite de soude. L'azote de l'urée se dégage et vient refouler le liquide du tube gradué. Le robinet R étant fermé, l'eau monte dans le second tube en communication avec l'atmosphère. On agite enfin fortement pour mélanger l'urine et la solution d'hypobromite. Puis on attend que l'appareil ait repris la température ambiante.

Au bout de quinze minutes, on peut faire la lecture. Mais, pour cela, il faut avoir soin de ramener au préalable le liquide à un même niveau dans les deux tubes gradués. On ouvre alors le robinet R et on laisse s'écouler le liquide jusqu'à égalité de niveau dans les tubes. A ce moment, la pression dans l'intérieur du tube gradué est égale à la pression atmosphérique et la lecture peut être faite.

Après la décomposition de l'urée, le liquide du poudrier A doit être jaune.

« On a ainsi la quantité d'azote fournie par l'urée de 2 centimètres cubes d'urine, l'acide carbonique étant complètement absorbé à cause de l'excès de soude que contient la liqueur.

« Le nombre de centimètres cubes d'azote, multiplié par 0,00256, puis par 500, donne la quantité d'urée par litre. Mais, comme le coefficient est calculé pour la température de 15 degrés, il faut faire la correction suivante, qui consiste à ajouter au résultat 2 centigrammes d'urée par centimètre cube d'azote et pour chaque 5 degrés de température au-dessous de 15 degrés. Si la température est au-dessus de 15 degrés, on retranche.

« Les corrections de pression sont négligeables. Si l'on voulait les faire, on emploierait les tables de Gay-Lussac, pour calculer le volume d'azote à 760. (Martz.) »

Nous nous sommes servis du même azotomètre pour le dosage total urinaire, en employant la méthode de Kjeldahl, avec dosage de l'ammoniaque produit par l'hypobromite de soude.

« Cette méthode repose sur ce principe : si, à une solution d'ammoniaque, on ajoute de l'hypobromite de soude, tout l'azote de l'ammoniaque se dégage à l'état gazeux et peut être recueilli. Il suffit donc de transformer tout l'azote urinaire en sulfate d'ammoniaque, par le procédé de Kjeldahl, légèrement modifié. Une fois tout l'azote urinaire transformé en sulfate d'ammoniaque, on décomposera ce dernier dans l'azotomètre au moyen de l'hypobromite de soude. »

Voici la méthode que nous avons suivie : on prend 10 centimètres cubes d'urine qu'on place dans un verre de Bohême et on y ajoute, avec précaution, 10 centimètres cubes d'acide sulfurique pur additionné d'anhydride phosphorique. On chauffe tout d'abord doucement jusqu'à ce que l'eau du mélange ait complètement disparu ; puis on adapte au verre un petit entonnoir et on élève progressivement la température. La chaleur étant bien réglée, on n'a pas à se préoccuper de l'opération qui n'exige qu'une faible surveillance.

La transformation n'est achevée qu'après la décoloration complète. Cette décoloration demande un certain temps avant de se produire, et souvent il nous a fallu chauffer pendant quatre ou cinq heures. Ce n'est que dans les cas fort rares que notre liquide n'a mis que deux à trois heures pour devenir incolore.

On laisse refroidir la liqueur ; puis on la transvase ; on l'étend d'eau distillée, lavant soigneusement le verre de Bohême. On ajoute avec précaution de la lessive de soude, mais de façon à conserver au liquide une très légère acidité.

On note alors la quantité de solution obtenue.

On prend 10 centimètres cubes de cette liqueur ammoniacale qui contient tous les éléments azotes sous forme de sulfate d'ammoniaque et on les met dans le tube de l'azotomètre avec 1 centimètre cube d'une solution de glucose à 20/100.

« On verse dans le poudrier 50 centimètres cubes d'une solution d'hypobromite de soude fortement alcaline et on laisse dégager l'azote en opérant comme il a été dit pour l'urée.

« Lorsque l'équilibre de température est établi, on fait la lecture, on prend la température et on note la pression. Pour connaître le poids d'azote, il suffit de se servir de tables qui donnent, en milligrammes, le poids d'azote correspondant à 1 centimètre cube de gaz aux différentes températures et pressions. »

Pour connaître le poids d'azote total par litre, il suffit de savoir la quantité d'urine sur laquelle on a opéré.

Quant au rapport azoturique, nous l'avons déterminé, non pas en faisant le rapport du poids de l'azote uréique au poids de l'azote total, mais en faisant le rapport du volume de l'azote uréique au volume de l'azote total, ces deux volumes étant pris dans les mêmes conditions de température et de pression.

CHAPITRE IV

OBSERVATIONS

Nous avons choisi, pour sujet de nos expériences, des tuberculeux, sans nous occuper de la forme évolutive ou de la période de leur maladie. Les échanges nutritifs doivent varier en effet suivant ces divers facteurs, mais nous n'avons pas cherché à établir le taux nutritif de la tuberculóse ; nous avons essayé de mettre simplement en évidence le mode d'action de l'arrhénal dans cette maladie.

Il n'était pas nécessaire alors de choisir des formes particulières de phtisie pulmonaire, ou de prendre nos malades à une période déterminée, puisque les expériences de M. Robin avaient déjà permis de conclure que les arsenicaux agissaient de la même façon sur la nutrition, dans toutes les formes et à toutes les périodes de la phtisie.

Pour tous nos malades, nous avons cherché le rapport azoturique, et, pour cela, nous avons déterminé les quantités d'azote uréique et d'azote total. Mais, dans nos tableaux, nous mettrons simplement en relief, d'un côté, le rapport azoturique, de l'autre le chiffre de l'urée excrétée par litre d'urine et par vingt-quatre heures.

Nous avons jugé inutile de mettre à côté de ces chiffres la quantité d'azote total émise pendant les vingt-quatre heures. Il est évident que, si l'on connaît l'excrétion uréi-que et le rapport $\frac{Az^u}{Az^t}$, il sera possible de reconstituer l'autre terme du rapport : l'azote total. Dans nos expé-riences, par exemple, si, pendant le traitement arrhéni-que, le rapport azoturique reste constant, et si l'azote uréique diminue, il sera facile de conclure que l'azote total diminue proportionnellement à l'azote de l'urée.

Nous avons préféré mettre dans nos tableaux les poids d'urée, au lieu de la quantité d'azote uréique. D'ailleurs, le poids d'urée étant connu, rien n'est plus simple que d'établir la quantité d'azote uréique.

OBSERVATION I

A. G..., vingt-trois ans, garçon de café.

Entré le 9 novembre 1902, salle Saint-Augustin, lit 53.

Poids: 62 kilogrammes.

Pas d'antécédents héréditaires ni personnels; n'a jamais toussé.

Subitement, il y a huit jours, surviennent des hémoptysies qui durent encore actuellement.

A l'examen, on trouve chez ce malade peu de signes de tu-berculose.

En avant:

Sommet gauche: vibrations un peu exagérées, légère subma-tité.

Sommet droit: légère obscurité respiratoire.

En arrière:

Sommet gauche : vibrations exagérées ; respiration forte, saccadée.

Sommet droit: rien.

Séro-diagnostic positif à + 15.

Dates des analyses.	Quantité d'urine.	$\dfrac{Az^u}{Ar^t}$	Urée p. 1 litre.	Urée des 24 heures.
Régime lacté.				
12 novembre	1,85	0,801	10,5	19,425
13 —	2,56	0,784	8,8	22,528
14 —	2,7	0,812	8,192	22,118
15 —	2,25	0,840	6,79	15,277
Grand régime.				
17 —	1,72	0,809	17,7	30,444

Arrhénal: 5 centigrammes par jour, pris à partir du 17 novembre.

Grand régime.				
18 novembre	1,9	0,828	14,5	27,55
19 —	2	0,838	15,2	30,40
20 —	1,35	0,863	15	20,25
21 —	1,55	0,827	12,4	19,22

Cette observation est certes défectueuse. Le malade a en effet brusquement changé de régime du 15 au 16 novembre. Avant cette date, le malade ayant un peu de fièvre et une expectoration sanglante, a été maintenu au régime lacté. Il en résulte que les chiffres de l'excrétion azotée ne sont pas comparables pendant toute la durée de l'observation.

De l'excrétion azotée précédant le traitement, il ne faut retenir que les chiffres du 17 novembre. Un jour ne peut certainement suffire pour établir une moyenne nutritive. Toutefois, il faut cependant remarquer que, dès le 18 novembre, l'excrétion azotée diminue et que pendant les quatre jours suivants l'excrétion azotée n'atteint pas une seule fois les chiffres du 17 novembre.

OBSERVATION II

, E. C..., vingt-deux ans, soldat de 2ᵉ classe, 2ᵉ dragons .

Taille, 1ᵐ,66. Poids, 63 kilogrammes. Cultivateur.

Depuis longtemps, s'enrhume facilement l'hiver.

A dix-neuf ans, a fait une pleurésie droite. On lui a mis des mouches de Milan aux deux sommets, puis des pointes de feu. A la suite de cette pleurésie, a été obligé de se reposer pendant une année. Depuis, il tousse beaucoup. Pendant cette année, amaigrissement de 18 kilogrammes.

Pendant douze mois de service, a déjà fait deux séjours à l'hôpital pour bronchite.

Actuellement, le malade se plaint d'affaiblissement, de manque de résistance à la fatigue, d'essoufflement, d'un point de côté à droite.

On peut constater des sibilances dans la poitrine, principalement à droite, et prédominant aux sommets.

Les vibrations sont augmentées au sommet droit, en avant et en arrière. Il y a de la submatité du sommet droit en avant. En arrière, les deux sommets sonnent mal.

Dates des analyses.	Quantité d'urine.	$\dfrac{Az^u}{Az^t}$	Urée p. 1 litre.	Urée des 24 heures.
Grand régime.				
4 novembre	1,3	0,780	20,48	26,624
5 —	1,23	0,797	19,20	23,37
6 —	1,575	0,794	18,56	29,232
7 —	1,85		13,82	25,067
8 —	1,3	0,805	20,992	27,2896
5 centigrammes d'arrhénal à partir du 9 novembre.				
11 novembre	2,2	0,784	6,140	13,508
12 —	1,67	0,782	12,78	21,342
13 —	1,58	0,790	13,80	21,804
14 —	1,57	0,809	15,744	24,718
15 —	1,2	0,787	19,20	23,04

OBSERVATION III

X..., trente-huit ans, voiturier, salle Saint-Augustin, lit 41.

Tousse depuis deux ans, après avoir eu des hémoptysies. Le malade est à l'hôpital depuis trente-deux jours.

En avant : Sommet droit : sibilances.

Sommet gauche : submatité, souffle bronchique, râles humides, abondants pendant la toux.

En arrière : Sommet droit : submatité et craquements.

Sommet gauche : râles humides.

Dates des analyses.	Quantité d'urine.	$\frac{Az^u}{Az^t}$	Urée p. 1 litre.	Urée des 24 heures.
Grand régime.				
30 octobre	2	0,816	12,6	25,2
31 —	1,35	0,833	14,336	19,44
4 novembre	1,5	0,791	12,57	18,555
5 —	1,8	0,785	9,472	17,0496
6 —	1,85	0,832	10,49	19,4065
7 —	1,55	0,815	12,288	19,034
5 centigrammes d'arrhénal, à partir du 7 novembre.				
8 novembre	1,6	0,833	10,88	17,408
10	1,3	0,833	9,984	12,9792
11 —	2,1	0,7894	9,84	20,664
12 —	1,5	0,844	9,548	14,322
13 —	1,41	0,8228	12	13,92
14 —	2,25		6,65	14,975

OBSERVATION IV

Jeune femme, salle **B. Teissier**.

Sommet droit: en avant et en arrière, souffle caverneux, râles rares.

Sommet gauche: craquements; râles humides.

La maladie évolue depuis dix-huit mois à deux ans. Légère élévation de température tous les soirs.

Dates des analyses.	Quantité d'urine.	$\dfrac{Az^u}{Az^t}$	Urée p. 1 litre.	Urée des 24 heures.
		Grand régime.		
7 novembre	1,5		8,704	13,05
10 —	1,2		9,8	11,76
11 —	1,2	0,826	10,9	13,08
12 —	0,8	0,825	10,264	9,072
13 —	0,84	0,789	14,08	11,74
14 —	1,02	0,800	9,60	9,882
15 —	1,06	0,814	9,35	9,821
6 centigrammes d'arrhénal à partir du 16 novembre.				
17 novembre	0,78	0,744	11,6	9,048
18 —	0,6		10,8	6,54
19 —	0,85	0,856	8,4	7,14
20 —	0,9	0,714	9,3	8,37
21 —	0,69	0,827	9,13	6,2997
22 —	0,83	0,756	11,2	9,2996

Nous ne reprendrons pas une à une chacune de nos observations. Il s'en dégage clairement que le rapport azoturique n'est pas sensiblement modifié par le traitement arrhénique. Par contre, l'excrétion de l'azote de l'urée et l'excrétion de l'azote total sont proportionnellement diminuées; et cet effet se manifeste dès le lendemain de l'administration du médicament.

Nous sommes donc, puisque la dénutrition joue un rôle si important pendant l'évolution de la phtisie et même comme cause prédisposante à la tuberculose, en présence d'un médicament dont l'action thérapeutique dans la phtisie pulmonaire est certes rationnelle, « Déterminer les éléments morbides, a dit M. Robin, puis rechercher dans une étude parallèle comment un médicament donné peut les influencer, telle doit être l'une des méthodes de la thérapeutique moderne qui répudie l'empirisme et aspire au titre de rationnelle. »

A côté de la cure hygiénique, base de tout traitement antituberculeux, il y a place pour un traitement médicamenteux destiné non seulement à empêcher les progrès de la cachexie tuberculeuse, mais aussi à modifier le terrain, à le rendre plus résistant au bacille. Puisque dans la tuberculose nous ne pouvons guère lutter contre le microbe pathogène, c'est à l'organisme qu'il faut nous adresser. Il faut, comme l'a dit M. Hayem, « soutenir la nutrition des éléments anatomiques ». Ce but est atteint en partie par les stimulants normaux, les modificateurs dits de l'hygiène : repos, alimentation, air ; mais on aura un précieux auxiliaire, surtout dans les cas où le traitement hygiénique, encore si dispendieux, n'est pas à la portée des malades, dans un médicament, tel que l'arrhénal.

CONCLUSIONS

L'arrhénal, à la dose de 5 centigrammes, diminue l'excrétion azotée des tuberculeux.

Cette diminution porte sur l'azote de l'urée et sur l'azote total.

Nous n'avons pas trouvé de variations constantes et appréciables du rapport azoturique.

L'abaissement de l'excrétion azotée des tuberculeux soumis à la médication arrhénique concorde avec les conclusions de MM. Robin et Binet. Ces auteurs ont reconnu, en effet, que les échanges respiratoires, exagérés chez les tuberculeux et les prédisposés à la tuberculose étaient modérés par l'arséniate de soude, l'arsénite de potasse, le cacodylate et l'arrhénal.

Dans la phtisie pulmonaire, maladie consomptive, l'arrhénal agit donc comme un modérateur de la dénutrition.

Cette action antidéperditrice commune à tous les arsenicaux pris à dose faible, n'a pas été mise en évidence seulement sur le terrain tuberculeux ; elle s'exercerait même sur les êtres unicellulaires (infusoires, exp. de R. Sand).

BIBLIOGRAPHIE

Ader, Etude critique du traitement médicamenteux de la tuberculose pulmonaire (th. de Paris, 1898).

Audiganne, L'urée dans la tuberculose (th. de Paris, 1898).

Auscher, Intoxication arsenicale (Traité de méd. de Debove et
Achard).

Bachmann, Le rapport azoturique dans quelques maladies in-
fectieuses (th. de Paris, 1902).

Bayrac, Etude du rapport de l'azote de l'urée à l'azote total
(th. de Lyon, 1886-87).

Berlioz, La nutrition dans la tuberculose (Dauphiné médical,
1899).

Bert (P.), Phases horaires d'excrétion de l'urine et de l'urée
(Gaz. méd., n° 2, Paris, 1879).

Binz et *Schulz*, Arch. f. exp. Path. und Pharm., t. IX, p. 200,
1879.

V. Bœck, Zeitschr. f. Phys., t. XII, p. 512, 1876.

— Zeitschr. f. Biologie, t. VII, p. 490.

Borst, th. de Paris, 1901.

Bouchard, Maladies par ralentissement de la nutrition Path.
gén., t. III, 1re partie.

Brettschneider, Quœdam de arsenici efficacia disquisitiones,
1868.

Büchner, Die etiologische Therapie und Prophylaxis der Lun-
gentuberculose, 1883.

Charasse, Médication arsenicale par le cacodylate (th. de Lyon
1899-1900).

Le Coat de Kerviguen, Le terrain tuberculeux et sa transformation (th. de Paris, 1902).

Collet, Quelques recherches sur l'acide cacodylique dans la
tuberculose (th. de Paris, 1899-1900).

Dalche, Bullet. Soc. méd. des hôp., 23 février 1900, 2 mars 1900.

Danlos, Dictionnaire Dechambre, art. Urée.

— Nouveau dictionnaire de médecine et de chirurgie, art. Urine.

Flamant, th. de Paris, 1899-1900.

Folker, Hermann's Handbuch der Physiologie, 1re partie, p. 825.

Forster, Zeitsch. f. Physiologie, t. XI, p. 522, 1875.

Fouilhoux, Essai sur quelques variations de l'urée (th. Paris, 1874).

Gaube (du Gers), Chimie générale des corps ozonisés (th. de Paris, 1901).

Gautier, Chimie appliquée à la physiologie et à la pathologie.

— Chimie de la cellule vivante.

— Académie de médecine, 30 mai, 6 juin, 31 octobre, 28 novembre 1899.

— Académie de médecine, 7 juin, 2 et 9 juillet 1901.

— Académie de médecine, 25 février, 30 mars 1902.

Goettgens, C. f. med. Wissensch., p. 522, 1875.

Gübler, Commentaire de thérapeutique, 1868.

— Thérapeutique, 1877.

— Dictionnaire Dechambre, art. Altérants.

Hayem, Journ. méd. int., n° 23, 1er décembre 1902.

Hérard, Cornil et Hanot, Tuberculose pulmonaire.

Hirtz, Dictionnaire de Jaccoud, art. Altérants et Arsenic.

Hoppe-Seyler, Handbuch phys., path. Chemie, 1893.

Kossel, Kenntniss der Arsenikwerck, 1876.

Jalaguier, Cacodilate de soude dans la tuberculose pulmonaire (th. de Paris, 1901).

Lapicque et *Ch. Richet*, Dictionnaire de Richet, art. Aliments d'épargne.

Legendre (L.), Troubles, maladie de la nutrition (Traité de médecine de Charcot et Bouchard).

Lépine, Rapport azoturique (Soc. de biol., 1880).

— Périodicité du type tierce des maxima de l'urée (Soc. de biol., 1895, 1900, 20 juillet 1901, 1er décembre 1901).

Lèven, Soc. de biol., 10 novembre 1900.

— Soc. de biol., 30 mars 1901.

— Soc. de biol., 18 mai 1901.

Lolliot, Etude physiologique de l'arsenic (th. de Paris, 1868).

Martinet, Prese médicale, 28 août 1901.

Martz, Manuel de chimie biologique.

Méhu, Bull. gén. de thérapeutique, CXVII, n° 3, 1879.

Meillère, Soc. de biol., 31 mars 1900.

Mercier, Guide pratique pour l'analyse des urines.

Moreigne, Dosages de l'urine (th. de Paris, 1895).

Monamy, Contribution clinique au traitement de la tuberculose pulmonaire par le cacodylate de soude (th. de Paris, 1901).

Moutard-Martin, Acad. de méd., janvier 1868.

Munot, Contribution à l'étude de l'élimination de l'urée dans la phtisie pulmonaire (th. de Paris, 1881).

Naunyn, Handbuch Pathol. der Ziemssen, t. XV, p. 351.

Nencki et *Sieber*, Arch. f. die Gesamunte Physiologie, t. XXXI, p. 329.

Von Norden, Pathologie des Stoffwechsels..

Pflüger et *Bohland*, Pfüger's Archiv., t. XXXVI.

Pœhl (A.), Zeitscher. f. Klin medicin., Berlin,, 1894.

— Berliner klin. Wochenschr., 1891.

Ranty, L'urée dans la tuberculose (th. de Paris, 1882).

Renaut, Journal de la tuberculose, 1898, p. 80.

— Journal de la tuberculose, 1899, p. 285.

— Académie de médecine, 30 mai 1899.

Rétéossian, Acide cacodylique dans la tuberculose pulmonaire (th. de Paris, 1900-1901).

Richet et *Gley*, Soc. de biol., 1887.

Ritter et *Vaudey*, th. de Strasbourg, 1870.

Robin (A.), Rapport de l'azote de l'urée à l'azote total dans quelques maladies (th. de Paris, 1877).

— Traité de thérapeutique appliquée.

— Action de l'antipyrine sur la nutrition (Acad. de méd., 6 décembre 1887).

Robin (A.), Arch. gén. de méd., mai, juin 1894, avril 1895.

— Etude clinique sur la nutrition dans la tuberculose pulmonaire chronique (Arch. exp. de méd., 1894-95).

— Académie de médecine, juin 1899.

— Académie de médecine, 19 mars 1901.

— Bulletin médical, 11 janvier 1902 (Urologie des tuberculeux).

Robin (A.) et Binet, Académie de médecine, juillet 1901.

— Arch. gén. de médecine, 21 janvier 1902.

Ronsin, Variations de l'urée, des chlorures et des phosphates dans la tuberculose (th. de Paris, 1883).

Sand (R.), Action thérapeutique de l'arsenic, de la quinine, du fer et de l'alcool sur les infusoires ciliés, Bruxelles, 1901.

De Savignac, Dictionnaire de Dechambre, art. Arsenic.

Schmitt und *Sturzwage*, Einflauss der Arsen. Saüre auf dem Stoffwechsel Molesschott's Untersuch., t. VI, 1859.

Schultz, Deutsche med. Wochenschr., p. 441, 1892.

Schultzen et *Nencki*, Zeitschr. f. Biologie, F. VII.

Sée (G.), Phtisie pulmonaire.

— Dictionnaire de Jaccoud, art. Asthme.

Soulier (H.), Traité de thérapeutique.

Médicaments d'épargne (Congrès de Toulouse, 1902).

Surmont et *Brunelle*, Recherches sur l'élimination de l'azote total (Arch. gén. de méd., juillet 1894).

Viratel, Action de l'arsenic sur la nutrition (th. de Bordeaux, 1894-95).

Voit, Hermann's Handbuch der Physiologie, t. VI, 1re partie, p. 1825.

Wertheimer, Dictionnaire de physiologie de Richet, art. Arsenic.

Yvon, Manuel clinique des urines.

— L'urine humaine.

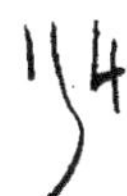

Lyon. — Imp. A. Rey, 4, rue Gentil. — 31571.

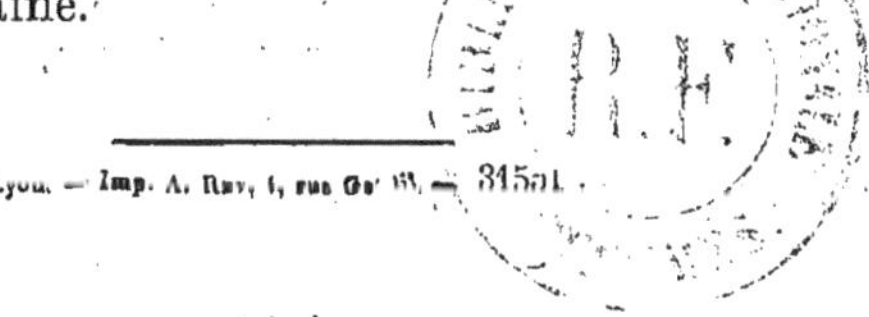